Seniorenbeschäftigung Rätsel

Umschreibung Kaffeekränzchen

Wie heißt das gesuchte Wort?

Casilda Berlin

Weitere Bücher für Senioren von Casilda Berlin:

Umschreibung Tiere – Wie heißt das gesuchte Tier? Band 1
Seniorenbeschäftigung Rätsel
ISBN-13: 978-1978395756

Umschreibung Gegenstände – Wie heißt der gesuchte Gegenstand?
Seniorenbeschäftigung Rätsel
ISBN-13: 978-1978430990

Umschreibung Blumen und Garten – Wie heißt die Blume oder der Gegenstand?
Seniorenbeschäftigung Rätsel
ISBN-13: 978-1977997524

Umschreibung Alte Schätzchen – Wie heißt das gesuchte Wort?
Seniorenbeschäftigung Rätsel
ISBN-13: 978-1979365628

Umschreibung Essen und Trinken – Wie heißt die Speise oder das Getränk?
Seniorenbeschäftigung Rätsel
ISBN-13: 978-1984179555

Umschreibung Haushalt – Wie heißt das gesuchte Wort?
Seniorenbeschäftigung Rätsel
ISBN-13: 978-1985219472

Umschreibung Kleidung – Wie heißt das gesuchte Wort?
ISBN-13: 978-1986117074

Besuchen Sie die Autorin Casilda Berlin, und holen Sie sich
1 kostenloses ebook zum Ausmalen:

www.casilda-berlin.de

Alle Rechte vorbehalten.
Kein Teil des Werkes darf ohne vorherige schriftliche Genehmigung des Verlages reproduziert oder elektronisch gespeichert werden.

ISBN: 978-1727367638

Wie heißt das gesuchte Wort?

Viele Senioren lösen gerne Rätsel, auch dann, wenn die grauen Zellen etwas nachgelassen haben. In der Seniorenbeschäftigung gehören Rätsel inzwischen zu den Klassikern.

Dieses Rätselbuch eignet sich für Einzel- und Gruppenmaßnahmen und wird mit einem Begleiter durchgeführt. So kann es auch für einen unterhaltsamen Nachmittag unter Freunden oder in der Familie, wo es um Seniorenbeschäftigung geht, zum Einsatz kommen.

Alle zu erratenden Begriffe zum Thema Kaffeekränzchen sind Senioren bekannt wie zum Beispiel Tortenplatte, Marmorkuchen, Waffel, Schlagsahne, Tortenspitze, Kalorienbombe oder Milchkännchen.

Teilnehmer, die den gesuchten Begriff erraten, erleben freudige Erfolgserlebnisse. Diese können verstärkt werden, indem für jede richtige Lösung eine Kleinigkeit wie z. B. ein Schokoriegel oder ein Bonbon überreicht wird.

Das Buch wurde im Praxisalltag in der Seniorenbetreuung entwickelt, um die geistigen Fähigkeiten und die Kommunikation anzuregen. Die grauen Zellen werden dadurch spielerisch trainiert und auf Vordermann gebracht.

Die Rätsel-Anforderungen passen für die Pflegegrade 1 bis 3, in Einzelfällen auch für Pflegegrad 4.

So gelingt die Rätselrunde:

Alle Teilnehmer beteiligen sich daran, herauszufinden, welcher Begriff zum Thema Kaffeekränzchen gemeint ist.

Eine Person (z. B. Familienangehöriger, Partner, Gruppenleiter oder Begleiter) erklärt die Vorgehensweise:

Mehrere kurze Sätze geben Hinweise auf das gesuchte Wort.

Jeder Satz wird langsam und für alle Teilnehmer gut verständlich vorgelesen. Nach jedem Satz wird eine kleine Pause eingelegt und gefragt, ob es Vorschläge zu dem gesuchten Begriff gibt.

Der erste Satz wird dann wiederholt, anschließend der zweite ergänzt.

Dann werden beide Sätze wiederholt und der dritte Satz ergänzt. Der Begleiter fragt erneut nach Ideen.

Nach und nach wird Satz für Satz vorgelesen, bis der gesuchte Begriff gefunden ist.

Wenn die Teilnehmer keine Lösung finden, nennt der Begleiter am Ende die Lösung.

Wird das Wort vorzeitig erraten, werden die noch übrigen Sätze vorgelesen.

Anschließend geht es weiter mit der nächsten Seite.

1. Gesucht wird ein beliebtes Lebensmittel, das als Feind der Bikinifigur bekannt ist.
2. Je höher der Fettgehalt ist, umso schneller wird der gewünschte feste Zustand erreicht.
3. Ein Becher dieser beliebten Leckerei hat stolze 600 Kalorien.
4. Es ist eine der wichtigsten Zutaten für Konditoren.
5. Man findet es im Kühlregal im Supermarkt.
6. Es ist die große Kunst, dass es bei der Zubereitung nicht zu flüssig, aber auch nicht zu steif wird.
7. Wenn man es zu lange schlägt, flockt es aus oder wird sogar zu Butter.

Antwort: Schlagsahne

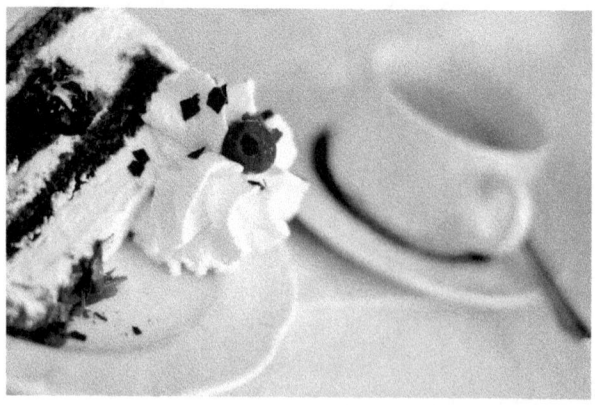

1. Gesucht wird eine Angelegenheit, ohne die ein Kaffeekränzchen nicht stattfinden kann.
2. Sie betrifft alle Teilnehmer des Kaffeekränzchens.
3. Wichtig ist, dass sie frühzeitig erfolgt.
4. Sie hat mit Höflichkeit und Manieren zu tun.
5. Die Gastgeberin kann hierdurch die Anzahl der Teilnehmer abschätzen.
6. Nur Personen, denen diese Angelegenheit zuteilwird, können am Kaffeekränzchen teilnehmen.
7. Meistens wird sie mündlich ausgesprochen, zu besonderen Anlässen aber auch schriftlich.
8. Nach Erhalt sagen die Gäste ihre Teilnahme zu oder ab.

Antwort: Einladung

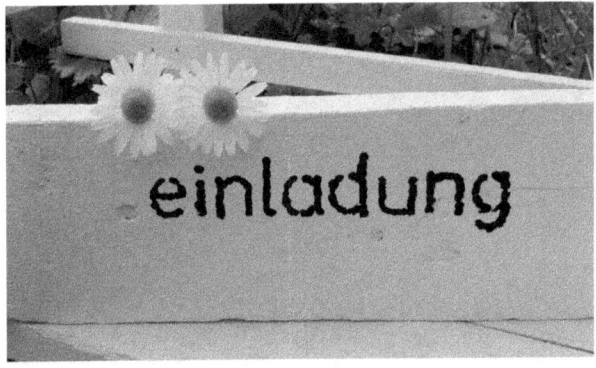

1. Bevor man diesen Gegenstand erfand, nutzte man stattdessen die Kleidung oder den Handrücken.
2. Auf einer Kaffeetafel ist er oft ein bunter Blickfang.
3. Je nach Belieben kann er sehr aufwändig gestaltet werden.
4. Es ist keine gute Idee, hinein zu schnäuzen.
5. Er kommt hauptsächlich nach dem Kuchenverzehr zum Einsatz.
6. Beliebte Formen sind Fächer, Körbchen und Bischofsmützen.
7. Früher wurde er als Mundtuch oder Tellertuch bezeichnet.

Antwort: Serviette

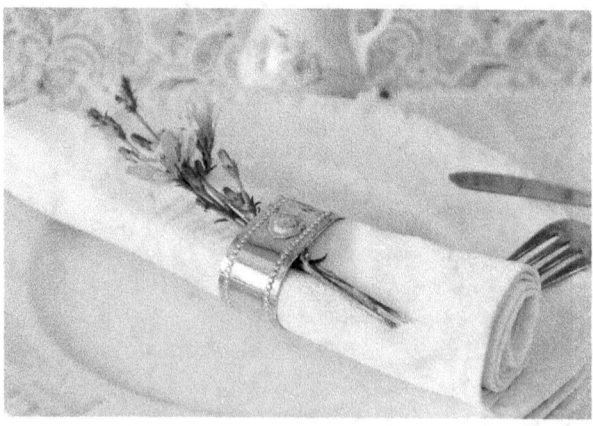

1. Bevor dieser Gegenstand erfunden wurde, waren die Finger der häufigste Ersatz.
2. Im Gegensatz zu seinem großen Bruder hat er nur 3 Zacken.
3. Der linke Zacken ist breiter als die anderen.
4. Bei Exemplaren für Linkshänder ist der rechte Zacken breiter.
5. Warum an einer Zacke häufig eine Ecke fehlt, beziehungsweise eine Einkerbung vorhanden ist, weiß kaum jemand.
6. Bis vor ca. 100 Jahren wurde Kuchen mit Messer und Gabel gegessen.
7. Der gesuchte Gegenstand ist für den Verzehr von Gebäck von einem Teller bestimmt.

Antwort: Kuchengabel

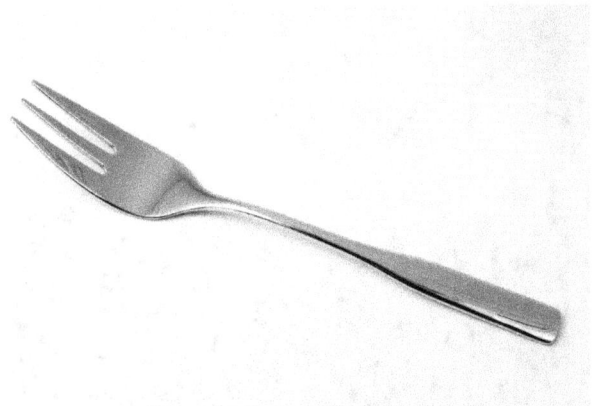

1. Diese gesuchte Leckerei wurde schon vor über 80 Jahren erstmals schriftlich erwähnt.
2. Typisch sind die Farben schwarz, weiß und rot.
3. Sie ist nicht nur sahnig, sondern auch fruchtig und schokoladig.
4. Der dunkle Biskuitboden wird mit hochprozentigem Schnaps getränkt.
5. In dem süddeutschen Ort Todtnau gibt es alle zwei Jahre zu Ehren dieser Torte ein Festival.
6. Was diese Torte mit einem süddeutschen Wald zu tun hat, ist bis heute nicht eindeutig geklärt.
7. Man erkennt sie an den dunklen Schokoladenspänen und Kirschen, mit denen die Torte verziert wird.

Antwort: Schwarzwälder Kirschtorte

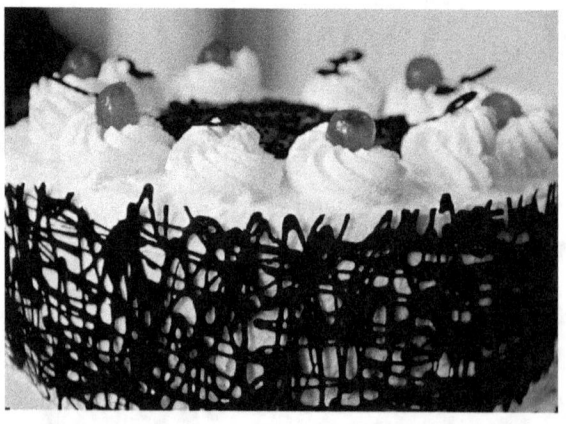

1. Gesucht wird eine wichtige Voraussetzung für das Kaffeekränzchen.
2. Man findet sie in bestimmten Büchern, im Internet und häufig auch auf losen Zetteln.
3. Man sollte sich genau daran halten, um keine unliebsamen Überraschungen zu erleben.
4. Auf Kaffeekränzchen wird die gesuchte Voraussetzung gerne an die Freundinnen weitergegeben.
5. Bevor man sie anwenden kann, muss man in der Regel einkaufen gehen.
6. Sie enthält zum Beispiel Hinweise wie: "Die Butter mit dem Zucker schaumig rühren".
7. Man erfährt hierdurch, welche Zutaten benötigt werden.
8. Es geht um eine planmäßige Anweisung für die Zubereitung von Kuchen und Torten.

Antwort: Backrezept

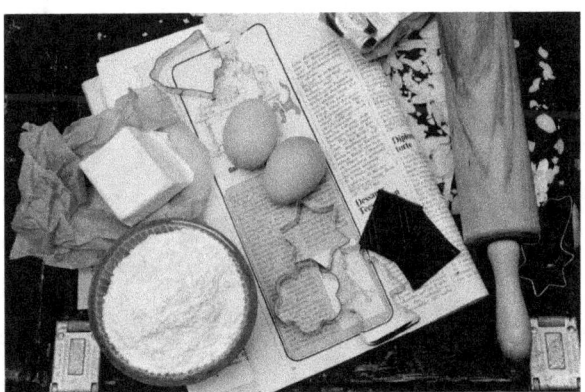

1. Gesucht wird ein Gegenstand, der eine wichtige Arbeitserleichterung beim Kaffeekränzchen ist.
2. Typischerweise ist er immer sehr flach und sperrig.
3. Häufig ist er mit einer rutschfesten Oberfläche ausgestattet.
4. Man sollte ihn mit beiden Händen festhalten.
5. Wenn er hinfällt, gibt es nicht nur Lärm, sondern meistens auch Scherben.
6. Man erspart sich mit seiner Hilfe einige Laufwege.
7. Hauptsächlich wird er für das Transportieren von Geschirr und Mahlzeiten eingesetzt.

Antwort: Tablett

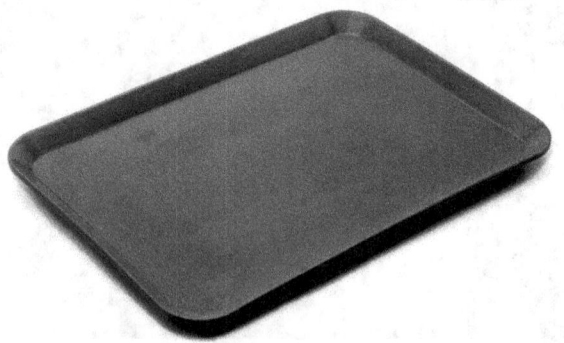

1. Bei diesem gesuchten Wort geht es um eine windige Sache.
2. Trotz des vermeintlichen Windes ist sie häufig Bestandteil eines Kaffeekränzchens.
3. Der Brandteig wird in einen Spritzbeutel gefüllt und portionsweise auf ein Backblech gespritzt.
4. Die Füllung besteht aus Schlagsahne und zusätzlichen Früchten.
5. Diese besondere Art von Beutel ist hohl und so groß wie eine Faust.
6. Früher wurde hiermit auch ein unzuverlässiger und leichtlebiger Mensch bezeichnet.

Antwort: Windbeutel

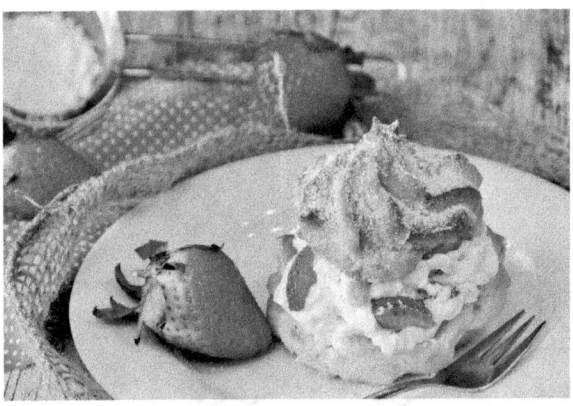

1. Dieser gesuchte Gegenstand macht ein Kaffeekränzchen besonders gemütlich.
2. Er verflüssigt sich bei zu viel Wärme.
3. Ursprünglich bestand er aus gewickelter und in Öl getränkter Birkenrinde.
4. Der sich in der Mitte befindliche Faden besteht meistens aus Baumwolle.
5. Je nach Modell sollte man ihn nicht unbeaufsichtigt nutzen.
6. In ausreichender Menge und Größe kann er elektrisches Licht ersetzen.
7. Um ihn nutzen zu können, benötigt man ein Feuerzeug oder Streichhölzer.
8. Das gesuchte Wort reimt sich auf Scherze.

Antwort: Kerze

1. Gesucht wird ein Gerät, das beim Kaffeeklatsch nicht fehlen darf.
2. Es ist in der Lage, einen beliebten Duft zu erzeugen.
3. Viele Menschen können sich ein Leben ohne dieses Gerät nicht mehr vorstellen.
4. Um es benutzten zu können, wird eine Steckdose benötigt.
5. Für viele Menschen geht nach dem morgendlichen Zähneputzen der direkte Weg zu diesem Gerät.
6. Nach der Zubereitung wird der Inhalt in Tassen umgefüllt.
7. Als Zutaten braucht man einen Filter, Wasser und Kaffeemehl.

Antwort: Kaffeemaschine

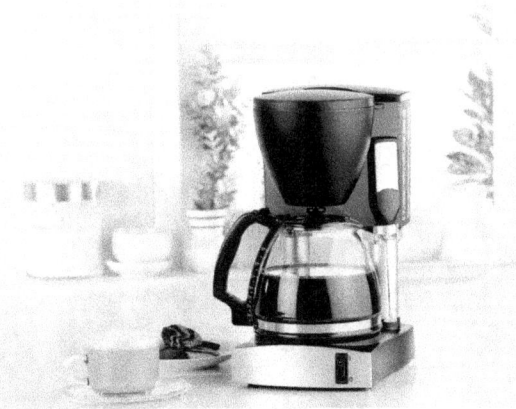

1. Dieser gesuchte Gegenstand spielt nicht nur bei einem Kaffeekränzchen eine wichtige Rolle.
2. Besonders wichtig ist er an Geburtstagen, Weihnachten und auf Hochzeiten.
3. Man drückt hiermit immer seine Wertschätzung aus.
4. Es geht nicht allein um den materiellen Wert, sondern auch um eine Geste, die von Herzen kommt.
5. Dieser Gegenstand erhält seit jeher die Freundschaft.
6. Die Verpackung sorgt für Vorfreude und Spannung beim Gegenüber.
7. Gerne wird die Verpackung mit einer Schleife ergänzt.

Antwort: Geschenk

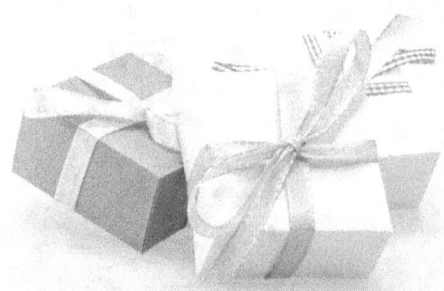

1. Gesucht wird eine beliebte Leckerei, die ihren Ursprung in Holland hat.
2. Vermutlich sind Oblaten, die in Klöstern hergestellt wurden, die Vorläufer dieses beliebten Gebäcks.
3. Sie wird mit einem Gegenstand zubereitet, der aus zwei Eisenplatten besteht.
4. Die Basiszutaten sind Fett, Mehl, Wasser und Zucker.
5. Die Vertiefungen auf dem Gebäck erinnern an eine Bienenwabe.
6. Die meisten Modelle backen die Leckerei in Form von Herzen.
7. Gerne werden heiße Kirschen und Sahne dazu gereicht.

Antwort: Waffel

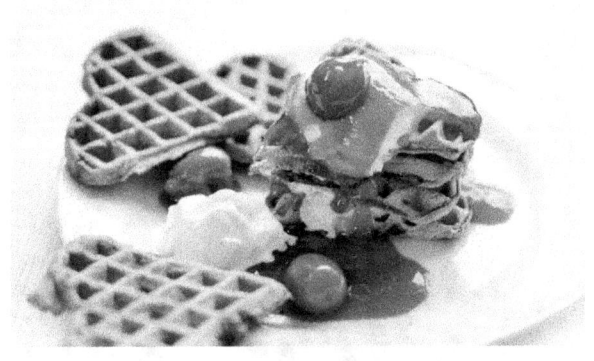

1. Gesucht wird eine Schattenseite des Kaffeekränzchens.
2. Sie betrifft hauptsächlich Teilnehmer, die sich Sorgen um ihre Figur machen.
3. Obwohl es sich um eine bestimmte Art Bombe handelt, braucht man keine Explosion zu befürchten.
4. Sie hat mit fettreichen und zuckerreichen Leckereien zu tun.
5. Beim Kaffeeklatsch sind besonders Zucker und Sahne relevant.
6. Ob ein Lebensmittel hierzu zählt, entscheidet sich durch die darin enthaltenen Kalorien.
7. Eine andere Bezeichnung für das gesuchte Wort ist „Dickmacher".

Antwort: Kalorienbombe

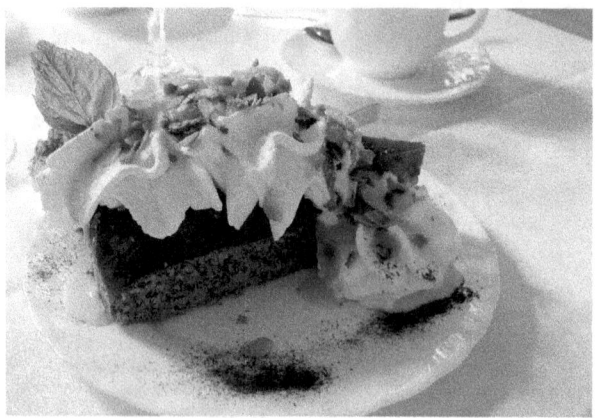

1. Sie sind meistens die Basis eines Kaffeekränzchens.
2. Es können zwei oder mehr sein.
3. Vergangenes und neue Geschichten stehen hier im Mittelpunkt.
4. Mit ihnen lässt sich am besten klatschen und tratschen.
5. Sie alle freuen sich auf das Kaffeekränzchen.
6. An ihrer Stelle können auch Verwandte, Nachbarn oder Kollegen am Kaffeekränzchen teilnehmen.
7. Man kennt sich oft schon seit vielen Jahren, etwa aus dem Kindergarten, der Schule oder dem Berufsleben.

Antwort: Freundinnen

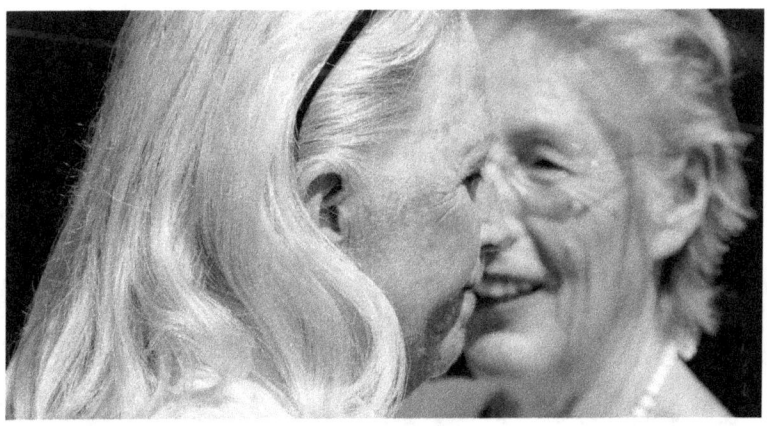

1. Gesucht wird ein Gegenstand, der entsprechend eines alten Hausfrauentricks mit etwas Butter bestrichen wird.
2. Viele Modelle sind mit einem Deckel verschließbar.
3. Ein häufiges Problem sind Tropfen und Ränder, die er auf der Tischdecke hinterlässt.
4. Meistens ist ein handlicher Griff vorhanden.
5. Er ist ein fester Bestandteil eines Kaffeeservices.
6. Der gesuchte Gegenstand ist eine besondere Ausführung einer kleinen Kanne.
7. Er wird auch als Milchgießer bezeichnet.

Antwort: Milchkännchen

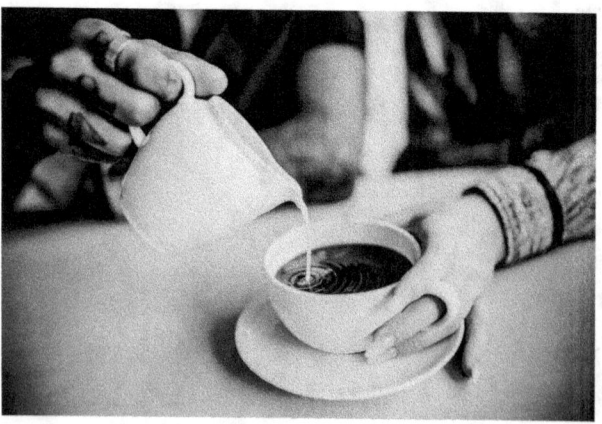

1. Egal was man backen möchte, ohne dies geht es nicht.
2. Was dazu gehört, steht in bestimmten Büchern oder auf gesammelten Zetteln.
3. Die richtige Zusammenstellung ist wichtig, damit das Backwerk gelingt.
4. Vieles davon ist im Vorratsschrank vorhanden.
5. Es ist häufig Gesprächsthema bei einem Kaffeekränzchen.
6. Hierzu gehören Mehl, Backpulver, Hefe, Zucker und Eier.
7. Gesucht wird der Oberbegriff für bestimmte einzelne Inhalte, die zum Backen benötigt werden.

Antwort: Backzutaten

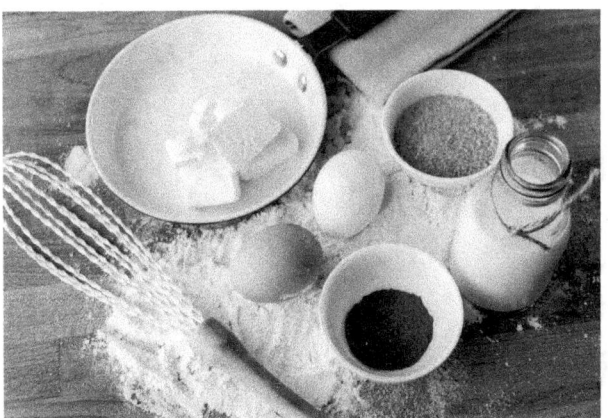

1. Diese gesuchte Leckerei gibt es in gedeckter oder versunkener Form.
2. Sie ist süß und fruchtig und passt zu jedem Anlass.
3. Je nach Geschmack erfolgt die Zubereitung mit Rührteig, Mürbeteig, Hefeteig oder Quark-Öl-Teig.
4. Beliebte Zutaten sind Mandeln, Nüsse, Rosinen, Zitronensaft und Zimt.
5. Im Unterschied zu anderen eignet sich diese Kuchensorte auch zum warmen Verzehr.
6. Im Spätsommer und Herbst ist für diesen Kuchen Hochsaison, weil das Obst geerntet werden kann.
7. Beliebt sind Sorten wie der süß-säuerliche Jonagold und der fruchtige Boskop.

Antwort: Apfelkuchen

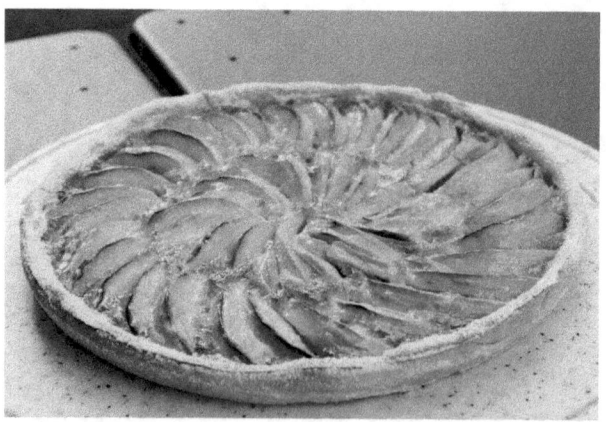

1. Gesucht wird eine Kleinigkeit.
2. Im fortgeschrittenen Alter müssen viele Personen ihre Brille aufsetzen, um sie zu sehen.
3. Meistens besteht sie aus hellen Farben, aber sie kann auch dunkel wie Schokolade sein.
4. Man kann sie mit der Hand wegwischen, was aber nicht immer die feine Art ist.
5. Bei manchen Kuchensorten lässt sie sich nicht vermeiden.
6. Je trockener der Kuchen ist, umso mehr gibt es von dieser Kleinigkeit.
7. Sie ist meistens so winzig, dass man sie nicht mit der Kuchengabel essen kann.
8. Am häufigsten findet man sie auf Kuchentellern, aber manchmal fällt sie auch auf die Tischdecke.

Antwort: Krümel

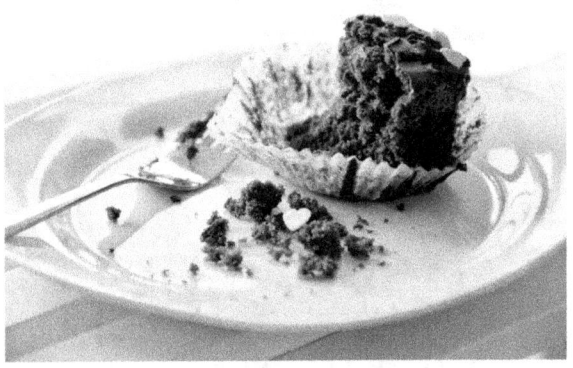

1. Gesucht wird ein bissengroßer Gaumenschmaus.
2. Die Herstellung ist sehr zeitaufwändig, sodass viele Hausfrauen die Zubereitung scheuen.
3. Der Schokoladenanteil muss mindestens 25 % betragen, damit diese Leckerei die Bezeichnung tragen darf.
4. Beliebte Zutaten sind Nüsse, Marzipan, Mandeln und Likör.
5. Bei einem Kaffeekränzchen wird diese Leckerei gerne zwischendurch genascht.
6. Besonders stilvoll wirkt die Präsentation auf einer Etagere.
7. Dieser Leckerbissen ist ein beliebtes Mitbringsel für die Gastgeberin.

Antwort: Praline

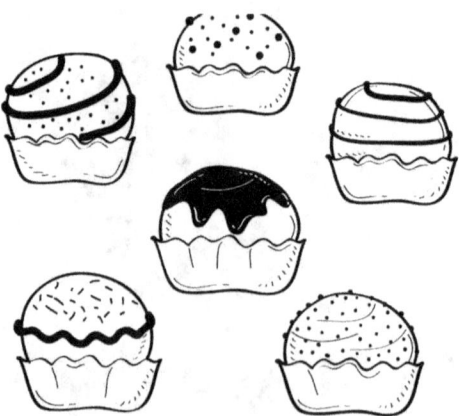

1. Gesucht wird ein faustgroßes Siedegebäck.
2. Schon seit dem 16. Jahrhundert ist es in Norddeutschland bekannt.
3. Ursprünglich wurde es in Schmalz gebacken und enthielt keine Füllung.
4. Es besteht aus süßem Hefeteig und wird schwimmend in Fett ausgebacken.
5. Das Hüftgold wird durch den hohen Kaloriengehalt dieses Gebäcks gefördert.
6. Es wird mit Puder- oder Kristallzucker überzogen und mit Erdbeerkonfitüre gefüllt.
7. Besonders beliebt ist es an Silvester und Karneval.
8. Mit dem gesuchten Wort werden auch die Einwohner der deutschen Hauptstadt bezeichnet.

Antwort: Berliner

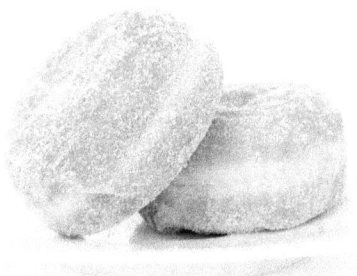

1. Gesucht wird eine Zutat, die man auf vielen Kaffeetafeln antrifft.
2. Die erste Maschine, um diese Zutat herstellen zu können, wurde schon 1843 erfunden.
3. Die damalige Maschine konnte 400 Stück auf einmal pressen.
4. Sie ist in kleinen quaderförmigen Portionen erhältlich.
5. In Cafés wird sie heutzutage durch kleine Tütchen ersetzt.
6. Auf der Kaffeetafel befindet sie sich in einer Dose, die meistens mit einem Deckel verschlossen wird.
7. Sie wird in Kaffee oder Tee aufgelöst.
8. Obwohl es sich um Würfel handelt, eignen sich diese nicht für Gesellschaftsspiele.

Antwort: Würfelzucker

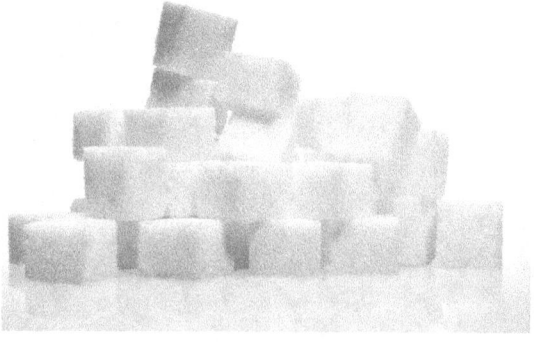

1. Gesucht wird etwas, das niemand gerne haben möchte.
2. Während eines Kaffeekränzchens kommt es trotz großer Vorsicht häufig zustande.
3. In eingetrockneter Variante ist der Rand immer dunkler als die Mitte.
4. Hauptsächlich sind die Tischdecke und Kleidungsstücke betroffen.
5. Wenn Teppich oder Polstermöbel erwischt werden, ist es besonders ärgerlich.
6. Man sollte sich sofort nach der Entstehung um Beseitigung bemühen.
7. Zur Entfernung der unschönen braunen Stellen eignen sich Handseife und Spülmittel.

Antwort: Kaffeefleck

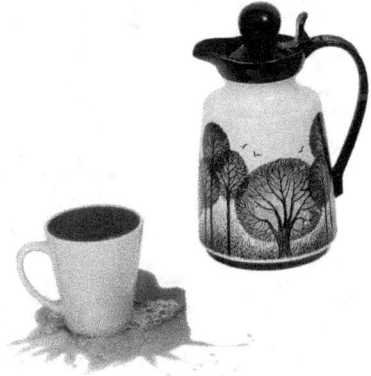

1. Gesucht wird die Umschreibung für ein gemütliches Zusammensein.
2. Traditionell wurde es in sogenannten Wiener Damenzimmern abgehalten.
3. Das Wort geht ursprünglich darauf zurück, dass sich alle Teilnehmer verpflichteten, eines der nächsten Treffen bei sich auszurichten.
4. Es ist das Pendant zum Männerstammtisch.
5. Es gibt viel Kuchen, Torten und Kaffee.
6. Das gesuchte Wort wird heute nur noch wenig verwendet, stattdessen sagt man, dass man sich auf einen Kaffee trifft.

Antwort: Kaffeekränzchen

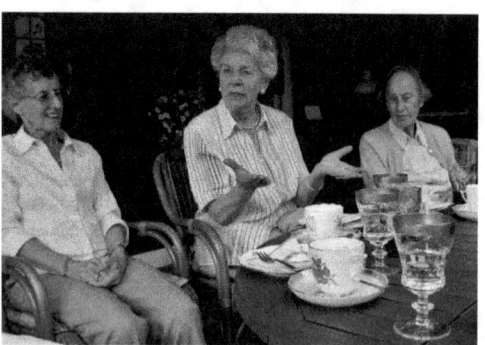

1. Gesucht wird ein Gegenstand, der früher ein häufiger Bestandteil der Aussteuer war.
2. Man benötigt ihn nicht täglich, deswegen muss er vor dem Gebrauch in der Regel gespült werden.
3. Er ist sehr voluminös und findet selten Platz im normalen Küchenschrank.
4. Besonders schick ist er, wenn er mit einem Fuß ausgestattet ist.
5. Meistens besteht er aus Glas, aber auch Porzellan und Keramik sind möglich.
6. Manche Modelle sind mit einer Haube ausgestattet.
7. Besonders beliebt sind schnörkelverzierte Glasplatten.
8. Wenn man die gebackenen Werke stilvoll auf die Kaffeetafel bringen möchte, geht an ihm kein Weg vorbei.

Antwort: Tortenplatte

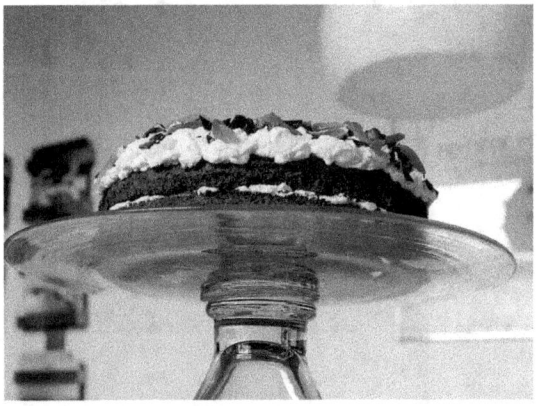

1. Gesucht wird ein Gerät, das früher in jedem Haushalt zu finden war.
2. Bevor es elektrische Modelle gab, wurde es manuell mit einer Kurbel betätigt.
3. Der Einfachheit halber wurde das mechanische Gerät zwischen die Beine geklemmt.
4. In arabischen Ländern wurden stattdessen Mörser und Stößel verwendet.
5. Wichtiger Bestandteil war eine kleine Schublade, in der eine bestimmte Mehlsorte gesammelt wurde.
6. Da es das damit hergestellte Lebensmittel heute fertig zu kaufen gibt, ist das Gerät nur noch in wenigen Haushalten anzutreffen.
7. Das gesuchte Wort beschreibt ein Haushaltsgerät, mit dem Kaffeebohnen gemahlen werden.

Antwort: Kaffeemühle

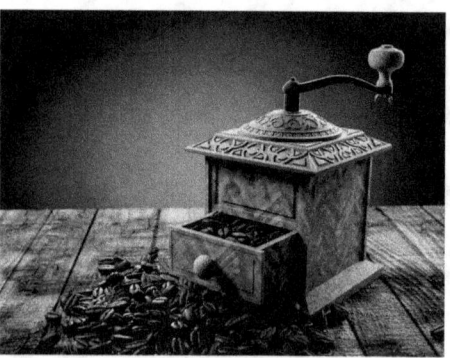

1. Gesucht wird ein Gegenstand, der etwas elegant erscheinen lässt.
2. Traditionell ist er weiß, es gibt ihn aber auch in anderen Farben und bunten Mustern.
3. Meistens ist er rund, aber auch rechteckige Ausführungen sind erhältlich.
4. Das gesuchte Wort ist die Bezeichnung für eine bestimmte Unterlage, die aus Papier besteht.
5. Er macht eine Kaffeetafel besonders schick.
6. Typischerweise wird der Rand mit einem wunderschönen Spitzenmuster verziert.
7. Es stellt sich immer wieder die Frage, wann er unter die Torte gelegt werden soll, um mögliches Durchnässen zu vermeiden.

Antwort: Tortenspitze

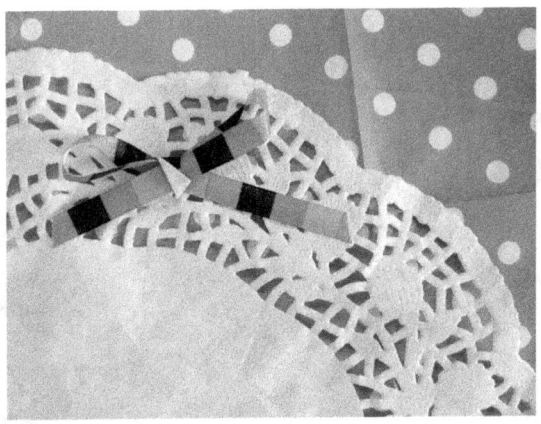

1. Gesucht wird eine besondere Köstlichkeit, die ihren Ursprung in Bayern hat.
2. Im Vergleich zu anderen Torten ist die Herstellung sehr arbeitsintensiv.
3. Ursprünglich bestand sie aus acht hauchdünnen Biskuitböden, heute sind es meistens sechs oder sieben.
4. Jeder Boden stand seinerzeit für einen der acht Regierungsbezirke von Bayern.
5. Ihr äußeres Erkennungsmerkmal ist der zartbittere, leicht glänzende Schokoladenguss.
6. Jeder Boden wird mit Schokoladencreme und Kuvertüre überzogen.
7. Sie wird auch als adelige Schokoladenbuttercremetorte bezeichnet, denn sie wurde
8. zu Ehren des Prinzregenten Luitpold erfunden.

Antwort: Prinzregententorte

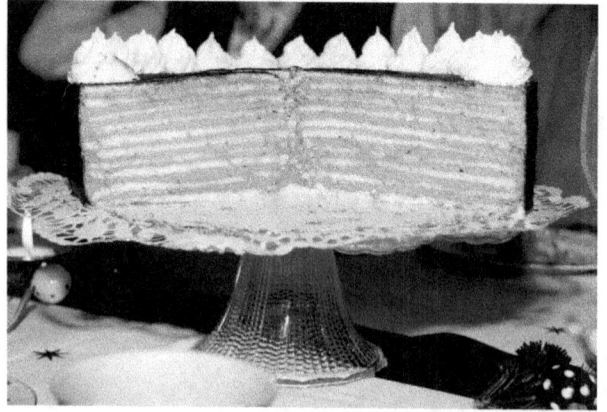

1. Gesucht wird eine Substanz, die während eines Kaffeekränzchens aufgenommen wird.
2. Es empfiehlt sich, diese nicht zu fortgeschrittener Tageszeit zu verzehren.
3. Man sieht sie nicht, und man schmeckt sie nicht.
4. Unmittelbar nach dem Verzehr fühlt man sich energiegeladen und kann sich besser konzentrieren.
5. Sie macht nicht nur munter, sondern hält abends lange wach.
6. Je mehr man von ihr aufnimmt, umso schwieriger wird es, abends einzuschlafen.
7. Sie ist in Kaffee, Cola und Schokolade enthalten, aber nicht in Kaffee HAG.

Antwort: Koffein

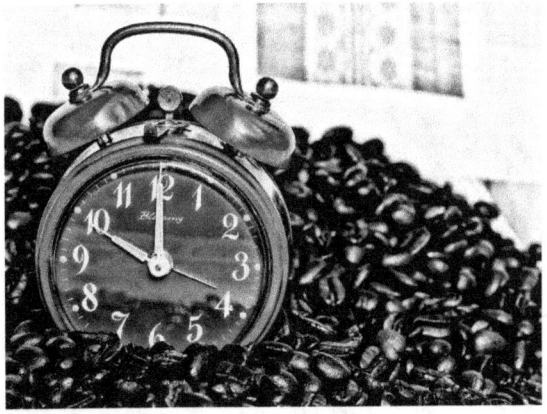

1. Gesucht wird ein Gegenstand, der erst nach dem Kuchenverzehr auf den Tisch kommt.
2. Je nach Teilnehmern wird er auch gar nicht bei einem Kaffeekränzchen benötigt.
3. Üblicherweise hat er am Rand eine oder mehr Vertiefungen.
4. Eine regelmäßige Leerung mehrmals täglich wird empfohlen.
5. Er ist eine Art Gefäß, in dem eine bestimmte Sorte Abfall gesammelt wird.
6. Obwohl es sich vom Namen her um eine Art Becher handelt, sollte man nicht daraus trinken.
7. Die Leerung erfolgt erst dann, wenn nichts mehr glüht und der Inhalt abgekühlt ist.
8. Nichtraucher benötigen ihn nicht.

Antwort: Aschenbecher

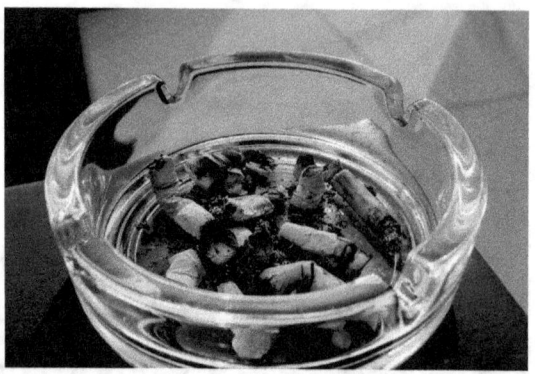

1. Gesucht wird ein Gegenstand, der eine Art Abdeckung ist.
2. Er besteht aus verschiedenen Textilien oder Kunststoff.
3. Typischerweise hängt er am Rand bis zu 30 Zentimeter über.
4. Je größer er ist, umso anstrengender wird das Bügeln.
5. Wie schick eine Kaffeetafel wirkt, ist sehr stark von diesem Gegenstand abhängig.
6. Zu einem besonderen Anlass wird das beste Stück aus edlem Material und Muster ausgewählt.
7. In der Farbe Weiß ist diese Tischabdeckung besonders beliebt und schick.

Antwort: Tischdecke

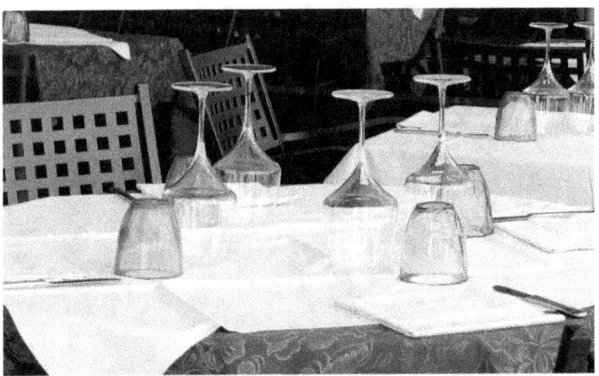

1. Gesucht wird eine Kuchensorte, die der Legende nach in Andernach erfunden wurde.
2. Schon seit Jahrhunderten gehört sie zu den beliebtesten Kuchen in Deutschland.
3. Traditionell erfolgt die Zubereitung als Blechkuchen.
4. Die Zubereitung erfolgt mit Hefeteig.
5. Die Füllung besteht aus Vanille-, Pudding-, Butter- oder Sahnecreme.
6. Typischerweise besteht der glänzende Belag aus Honig, Zucker, Fett und Mandelblättern.
7. Was dieser Kuchen mit einem Insektenstich zu tun hat, ist bis heute nicht wirklich geklärt.

Antwort: Bienenstich

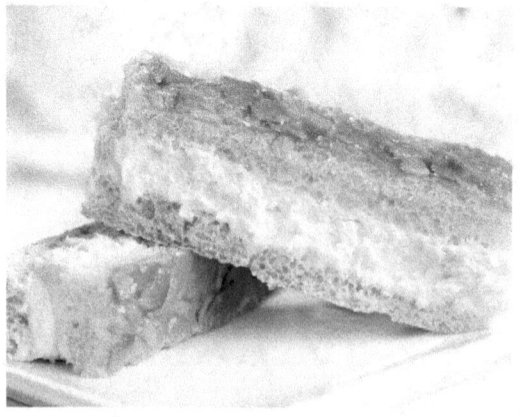

1. Gesucht wird ein Gerät, das die Hausfrauenarbeit bei einem Kaffeeklatsch sehr erleichtert.
2. Das erste Gerät dieser Art wurde Mitte des 19. Jahrhunderts in den USA erfunden.
3. Es hat seinen festen Platz in der Küche.
4. Geschirr mit Goldrand kann hier verblassen.
5. Es übernimmt die Arbeit nach dem Kaffeeklatsch.
6. Teller, Tassen und Besteck können darin untergebracht werden.
7. Mit diesem Gerät kann man sich den Abwasch mit der Hand ersparen.

Antwort: Spülmaschine

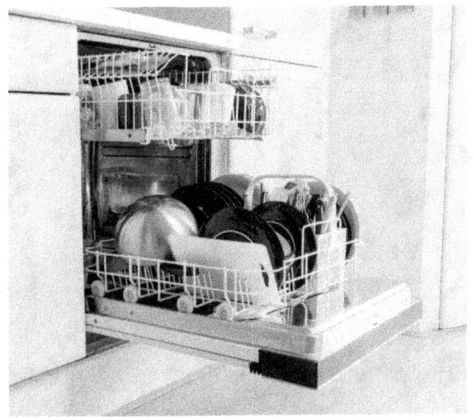

1. Dieses gesuchte Lebensmittel hat eine anregende Wirkung.
2. Es ist das älteste bekannte trinkbare Genussmittel.
3. Es kann Bestandteil von Backwaren sein, ist aber auch als eigenständiges Lebensmittel möglich.
4. Wenn zu viel hiervon verzehrt wird, kann das ein Kaffeekränzchen lustig aufmischen.
5. Es sorgt für gute Laune, viel Gelächter und so manche Peinlichkeit.
6. Man sollte sich anschließend von seinen Lieben abholen lassen oder ein Taxi nehmen.
7. Beim Kaffeekränzchen wird es nach dem Kuchenverzehr in Form von Likör, Bowle, Wein oder Sekt getrunken.

Antwort: Alkohol

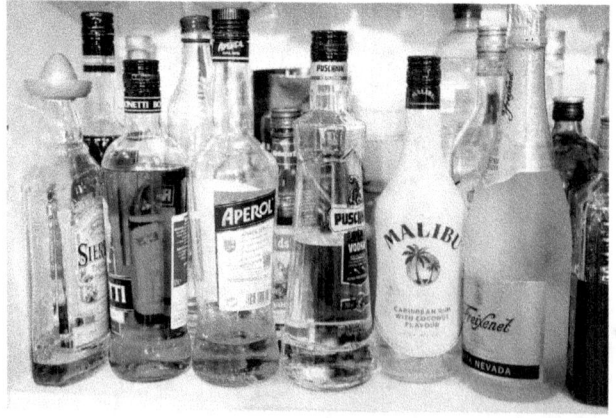

1. Gesucht wird ein Gegenstand, der aus Porzellan, Steinzeug oder Steingut besteht.
2. Ein Kaffeekränzchen ohne diesen Gegenstand ist unvollständig.
3. Seine Form ist eher breit als hoch.
4. Er bildet eine feste Einheit mit einer passenden Aufstellmöglichkeit.
5. Größere Modelle werden in Österreich als „Häferl" bezeichnet.
6. Typischerweise verfügt er immer über einen praktischen Henkel.
7. Er wird vorrangig für ein bestimmtes Heißgetränk verwendet.
8. Er wird immer auf einer Untertasse abgesetzt.

Antwort: Kaffeetasse

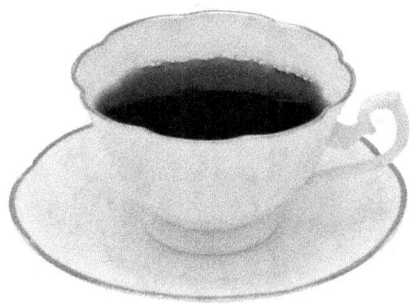

1. Gesucht wird ein weltweit bekannter Kuchenklassiker.
2. In deutschen Cafés gehört er zu den gefragtesten Kuchen.
3. Man kann ihn mit oder ohne Boden zubereiten.
4. Im Unterschied zu Sahnetorten ist er besser haltbar und kann ohne Kühlung länger auf der Kaffeetafel verbleiben.
5. Nach Belieben kann er mit Obst und Mohn verfeinert werden.
6. Eine große Herausforderung ist es, ihn ohne Risse herzustellen.
7. Die Hauptzutat besteht aus Quark oder ungesalzenem Frischkäse.

Antwort: Käsekuchen

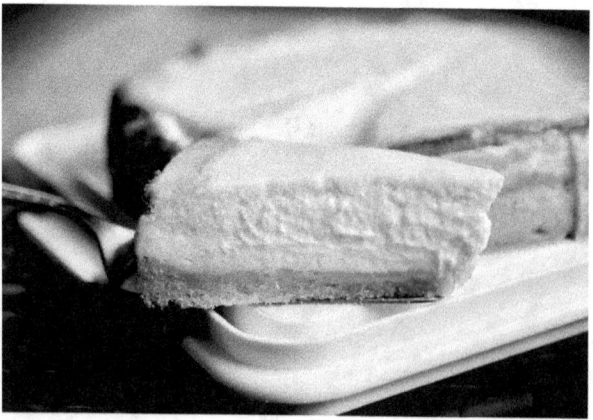

1. Dieses gesuchte Wort beschreibt das zentrale Element des Kaffeeklatsches.
2. Je nach Anlass geht es hier schlicht, stilvoll oder elegant zu.
3. Eine passende Tischdecke bildet immer die wichtigste Grundlage.
4. Eine schicke Dekoration aus frischen Blumen sollte nicht fehlen.
5. Es werden so viele Tassen und Teller eingedeckt, wie Gäste erwartet werden.
6. Die Teller werden mit einer Serviette geschmückt.
7. Zucker und Milch werden in entsprechenden Dosen bzw. Kännchen bereitgestellt.
8. Auch wenn es sich bei diesem gesuchten Wort um eine Art Tafel handelt, eignet sich diese nicht zum Beschreiben.

Antwort: Kaffeetafel

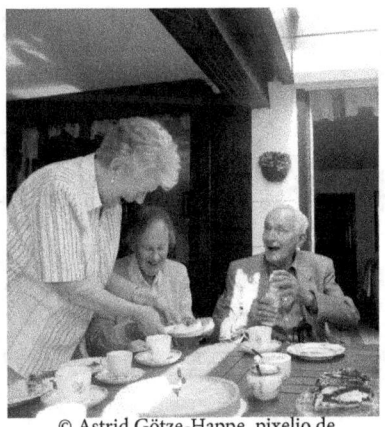

© Astrid Götze-Happe_pixelio.de

1. Gesucht wird ein Lebensmittel, das auf keiner Kaffeetafel fehlen sollte.
2. Ursprünglich betrug der Zuckeranteil bis zu 45 %, wodurch die Konsistenz sehr dickflüssig wurde.
3. Es wird in speziellen Gefäßen oder portionsweise abgepackten Döschen serviert.
4. Die Herstellung ist durch eine starke Reduzierung des Wassergehaltes des Ausgangsproduktes möglich.
5. Man verwendet es bei der Zubereitung von Soßen und Desserts und als Kaffeeweißer.
6. Es hat einen etwas dunkleren Farbton als frische Trinkmilch.
7. Andere Bezeichnungen sind Büchsenmilch oder Kondensmilch.

Antwort: Dosenmilch

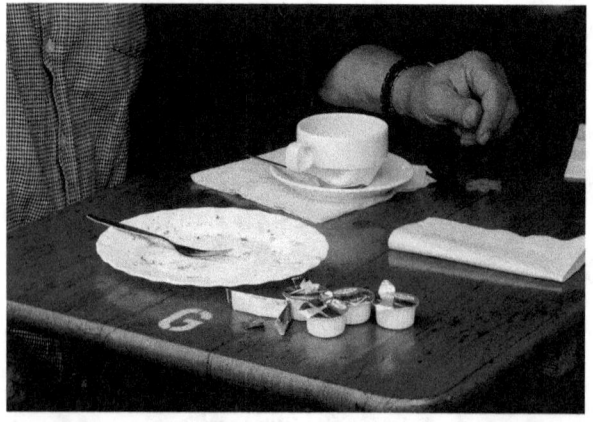

1. Gesucht wird ein Ensemble, das optimal aufeinander abgestimmt ist.

2. Als Vorläufer gelten Einzelstücke aus Porzellan, die Adelshäuser aus China importierten.

3. In Deutschland entstand vor über 300 Jahren die erste Fabrikationsstätte in Meißen.

4. Je nach Anlass entscheidet man sich für eine schlichtere oder festlichere Variante.

5. Es besteht aus 21 Einzelteilen.

6. Die Spülmaschinen- und Mikrowelleneignung ist beim Kauf von Bedeutung.

7. Das gesuchte Ensemble besteht aus je 6 Ober- und Untertassen und Kuchentellern, 1 Zuckerdose, 1 Kaffeekanne und einem Milchkännchen.

Antwort: Kaffeeservice

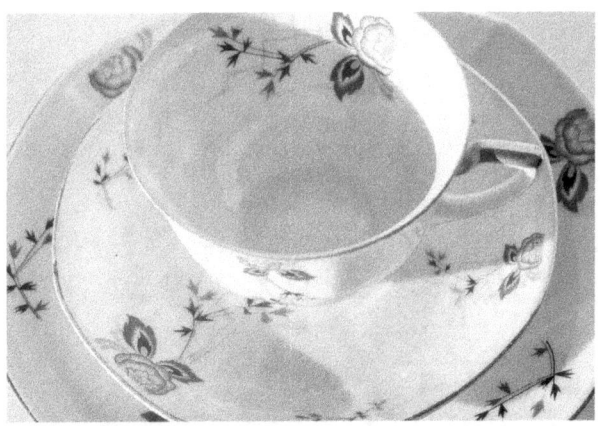

1. Gesucht wird etwas, das nur zu bestimmten Anlässen bei einem Kaffeekränzchen anzutreffen ist.

2. Meistens ist es sehr opulent und beeindruckend.

3. Für die Hausfrau ist es immer eine besondere Herausforderung, dass es gelingt.

4. Es macht die Kaffeetafel besonders dekorativ und festlich.

5. Nach Belieben werden besondere Formen ausgewählt wie Herzen, Hunde oder Gegenstände, die mit Hobbys zu tun haben.

6. Wer sich nicht zutraut, diese besondere Torte selbst herzustellen, beauftragt einen Bäcker oder Konditor.

7. Häufig wird die Torte mit kleinen Kerzen dekoriert, die von einer bestimmten Person ausgepustet werden.

Antwort: Geburtstagstorte

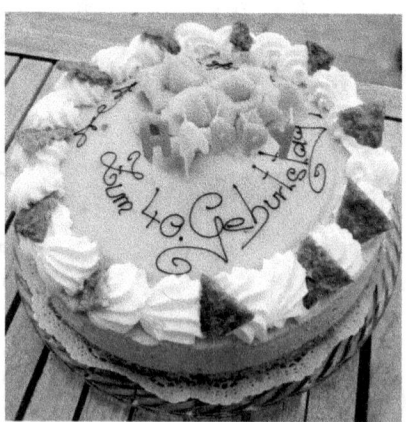

1. Gesucht wird eine Aktivität, die während des Kaffeekränzchens stattfindet.
2. Obwohl diese einen schlechten Ruf hat, beteiligen sich besonders Frauen gerne daran.
3. Schon so manches Gerücht nahm hier seinen Anfang.
4. Hauptsächlich geht es um Personen, die gerade nicht anwesend sind.
5. Es geht um kleine und große Geschichten aus dem Leben bekannter und weniger bekannter Leute.
6. Je pikanter die hier ausgetauschten Informationen, umso mehr steigt die Stimmung.
7. Es wird gelästert, bis sich die Tortenplatten biegen.

Antwort: Klatsch und Tratsch

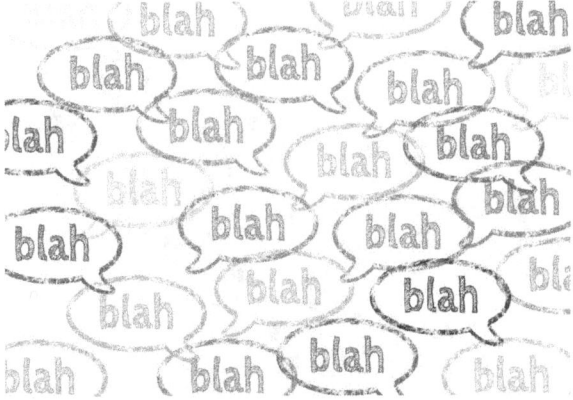

1. Dieser gesuchte Gegenstand ist sogar mit Filter ungesund.
2. Es ist unhöflich, ihn während des Kuchenverzehrs zu benutzen.
3. Er besteht aus getrockneten feingeschnittenen Blättern einer Pflanze.
4. Hier geht es nicht um Schall und Rauch, sondern um Qualm und Rauch.
5. Aus Höflichkeit wird der Gegenstand meistens draußen verwendet.
6. Um ihn benutzen zu können, braucht man ein Feuerzeug oder Streichhölzer.
7. Der Rest von ihm landet im Aschenbecher.

Antwort: Zigarette

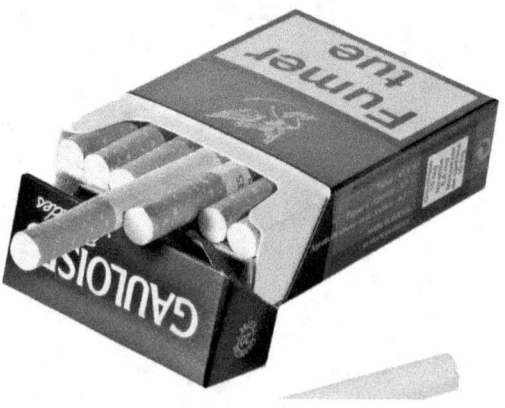

1. Gesucht wird ein Gegenstand, der meistens mit einem losen Deckel ausgestattet ist.
2. Der Inhalt wird vor Feuchtigkeit und Staub geschützt.
3. Viele Modelle haben eine Aussparung für einen speziellen Löffel.
4. Er besteht aus Porzellan, Glas, Edelstahl oder Kunststoff.
5. In Cafés gibt es stattdessen häufig einen Streuer.
6. Er ist fester Bestandteil eines Kaffee- und Teeservices.
7. Das gesuchte Wort beschreibt einen Gegenstand zum Aufbewahren von Zucker.

Antwort: Zuckerdose

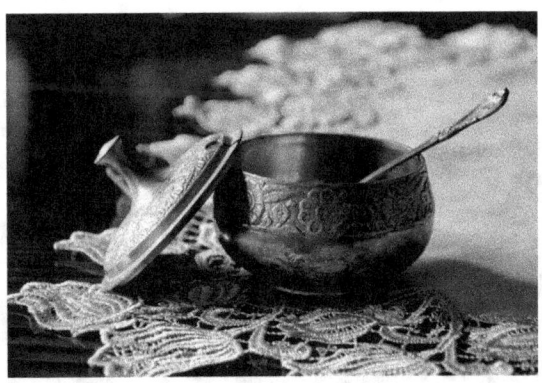

1. Gesucht wird ein Kuchen, der früher besonders in Schlesien verbreitet war.
2. Seit Jahrzehnten gehört er in Deutschland zu den bekanntesten hausgebackenen Kuchen.
3. Meistens wird er auf einem Blech zubereitet.
4. Die Basis bildet ein feiner Hefeteig.
5. Der Belag besteht aus einer krümeligen Mischung aus Mehl, Zucker und Fett.
6. Man kann den Belag mit Vanille, Mandeln, Marzipan oder Mohn verfeinern.
7. Nach Belieben kann man den Kuchen mit Obst oder Quark füllen.
8. In einigen Regionen hat er den zusätzlichen Namen „Beerdigungskuchen", weil er häufig beim Beerdigungskaffee gegessen wird.

Antwort: Streuselkuchen

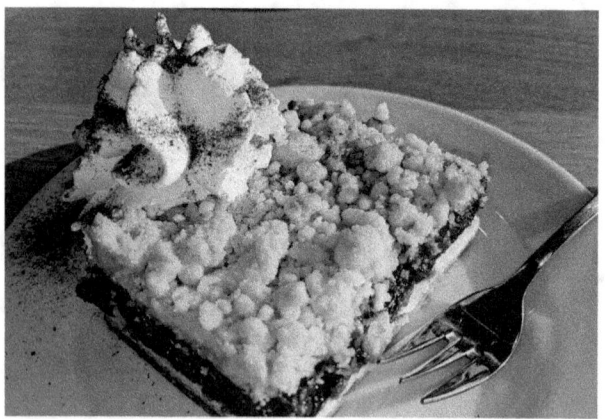

1. Gesucht wird ein besonders universelles Tafelgerät.
2. Unter anderem kann es als Messinstrument verwendet werden.
3. Mit ihm kann man ungefähr 5 Milliliter abmessen.
4. Man unterscheidet dabei zwischen gestrichen und gehäuft.
5. Es ist fester Bestandteil einer Besteckgarnitur.
6. Es wird für den Verzehr von Desserts und beim Kaffee- und Teetrinken eingesetzt.
7. In Rezepten wird es mit den Buchstaben TL abgekürzt.

Antwort: Teelöffel

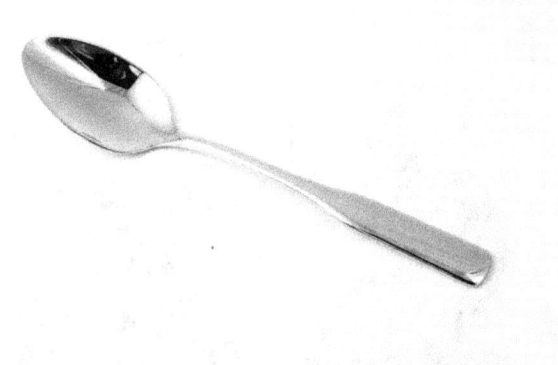

1. Gesucht wird etwas, das nach dem Gebrauch im Müll entsorgt wird.
2. Je feiner es ist, umso schneller werden die Inhaltsstoffe beim Brühvorgang extrahiert.
3. Im Supermarkt kann man es in vakuumierter und zusammengepresster Form kaufen.
4. In besonders fein gemahlener Form wird es neuerdings auch zum Backen verwendet.
5. Um es verwenden zu können, braucht man eine bestimmte Maschine und einen Filter.
6. Als Basis dienen geröstete Kaffeebohnen.
7. Das gesuchte Wort ist die Bezeichnung für gemahlenen Kaffee.

Antwort: Kaffeepulver

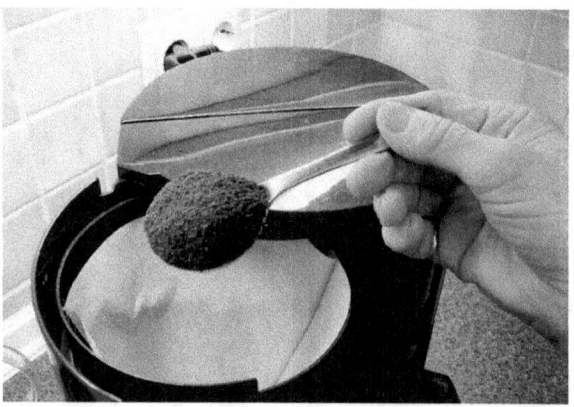

1. Gesucht wird etwas, das eine Kaffeetafel besonders edel wirken lässt.
2. Die präsentierten Torten und das Kaffeeservice kommen hiermit noch besser zur Geltung.
3. Wichtig ist, dass alles aufeinander abgestimmt ist.
4. Es ist etwas für`s Auge, denn es ist schön anzusehen.
5. Für jeden Anlass sollte es individuell angepasst werden.
6. Sogar eine einfache Kaffeetafel kann man hiermit aufwerten.
7. Es sollte nicht zu groß ausfallen, weil noch Platz für Torten und Geschirr benötigt wird.
8. Besonders beliebt sind Gestecke aus frischen Blumen.

Antwort: Tischdekoration

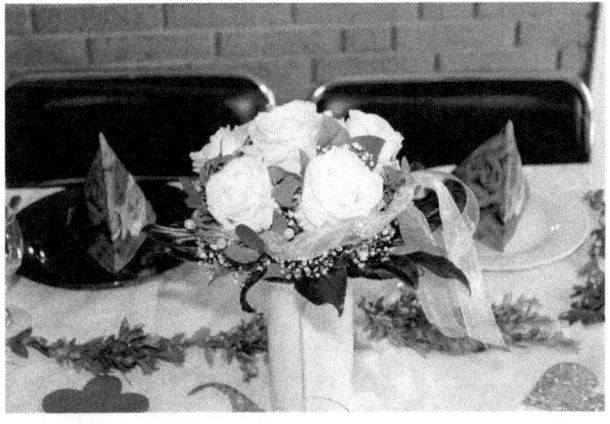

1. Gesucht wird etwas, das man selbst zubereitet oder im Supermarkt kauft.//
2. Obwohl es sich um eine Art Boden handelt, sollte man nicht darüber laufen.
3. Ein großes Problem ist das schnelle Durchweichen.
4. Bei der selbst zubereiteten Variante ist es meistens erforderlich, diese vor dem Füllen zu begradigen.
5. Nach Belieben erfolgt der Belag mit verschiedenen Obstsorten.
6. Entsprechend der Obstsorte wird der klare oder rote Tortenguss gewählt.

Antwort: Tortenboden

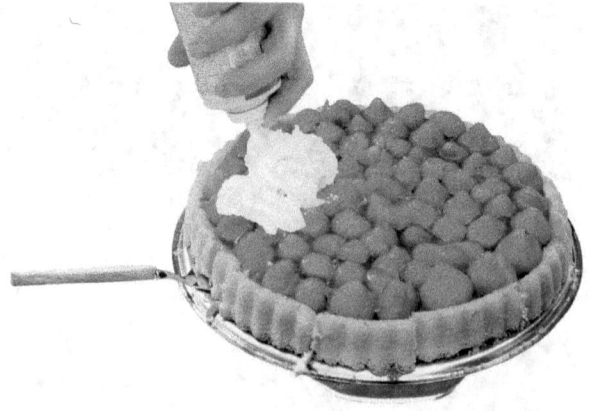

1. Gesucht wird ein Gegenstand, der nur beim Kaffeekränzchen benötigt wird.
2. Er besteht aus Silber, Edelstahl oder Kunststoff.
3. Silbervarianten müssen vor dem Gebrauch meistens mit einem Silbertuch gereinigt werden, weil sie so selten zum Einsatz kommen.
4. Er erinnert optisch an eine kleine Kelle, wie sie auf Baustellen verwendet wird.
5. Bei seinem Einsatz ist schon manches Malheur passiert.
6. Er ersetzt ein Tortenmesser, wenn er mit einer Schneidekante ausgestattet ist.
7. Mit seiner Hilfe werden Tortenstücke unfallfrei von der Tortenplatte auf den Teller transportiert.

Antwort: Tortenheber

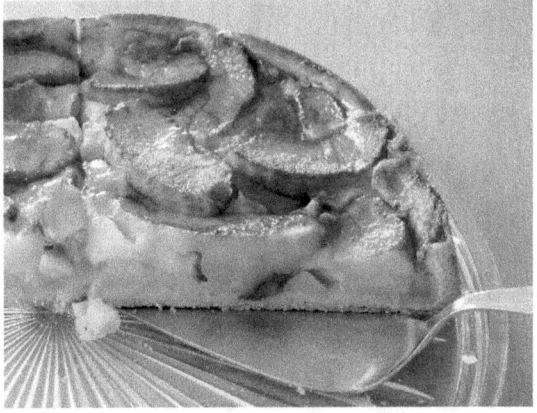

1. Hier geht es um die Farben schwarz und weiß.
2. Die Zubereitung erfolgt aus Rühr- oder Sandmasse.
3. Für viele Menschen gehört diese Kuchensorte zu den beliebten Kindheitserinnerungen.
4. Ein Teil des Teigs wird mit Kakao dunkel gefärbt.
5. Typischerweise wird dieser Kuchen in einer Kranz-, Napf- oder Kastenform gebacken.
6. Die unterschiedlich gefärbten Teigsorten werden nur ganz leicht miteinander vermischt.
7. Das Muster dieses beliebten Kuchens erinnert an Marmor.

Antwort: Marmorkuchen

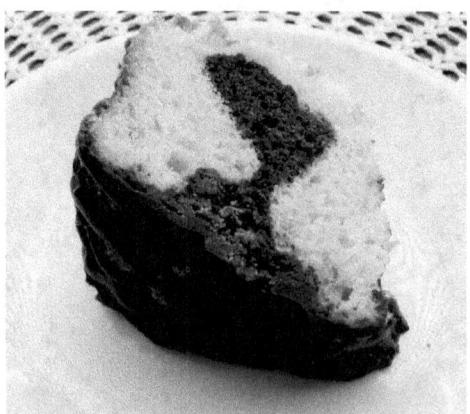

1. Gesucht wird etwas, das die Gastgeberin selbst bereithält oder von Gästen mitgebracht wird.
2. Es ist farbenfroh und der Jahreszeit angepasst.
3. Damit es frisch bleibt, wird Wasser benötigt.
4. Kleinere Varianten können mittig auf dem Kaffeetisch platziert werden.
5. Es soll möglichst lange hübsch anzusehen sein.
6. Je nach Sorte kann es einen angenehmen Duft verbreiten.
7. Um es zur Geltung zu bringen, wird eine passende Vase benötigt.

Antwort: Blumenstrauß

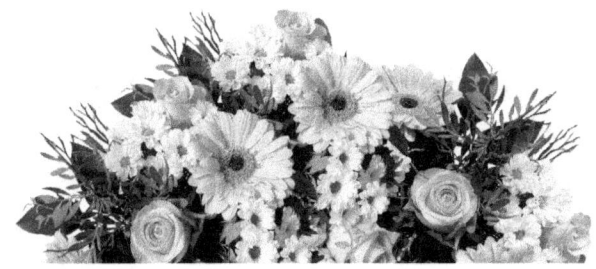

© Christian Plangger_pixelio.de

Wichtige Hinweise

Alle Angaben in diesem Buch wurden sorgfältig und nach bestem Wissen erstellt und erfolgen ohne Verpflichtung oder Garantie der Autorin und des Verlages. Sie übernehmen keine Verantwortung und Haftung für das Gelingen, sowie für Personen-, Sach- und Vermögensschäden.

Bildnachweise:

Titelbild – © VeYe/vectorstock.com

Bild 1 Schlagsahne - © congerdesign/pixabay.com
Bild 2 Einladung - © Herzensweg2018/pixabay.com
Bild 3 Serviette - © RitaE/pixabay.com
Bild 4 Kuchengabel - © Silberfuchs/pixabay.com
Bild 5 Schwarzwälder Kirsch - © manfredrichter/pixabay.com
Bild 6 Backrezept – © congerdesign/pixabay.com
Bild 7 Tablett - © Jesus Cervantes/shutterstock.com
Bild 8 Windbeutel - © RitaE/pixabay.com
Bild 9 Kerze - © OpenClipart-Vectors/ixabay.com
Bild 10 Kaffeemaschine - © John Kasawa/pixabay.com
Bild 11 Geschenk - © blickpixel/pixabay.com
Bild 12 Waffeln - © congerdesign/pixabay.com
Bild 13 Kalorienbombe - © maria-anne/pixabay.com
Bild 14 Freundinnen - © truk/pixabay.com
Bild 15 Milchkännchen - © Pexels/pixabay.com
Bild 16 Backzutaten - © moigram/pixabay.com
Bild 17 Apfelkuchen – © wtwbwr/pixabay.com
Bild 18 Krümel - © congerdesign/pixabay.com
Bild 19 Pralinen – © Gazoukoo/shutterstock.com
Bild 20 Berliner - © PublicDomainPictures/pixabay.com
Bild 21 Würfelzucker - © Humusak/pixabay.com
Bild 22 Kaffeefleck - © anaterate/pixabay.com
Bild 23 Kaffeekränzchen - © ASSY/pixabay.com
Bild 24 Tortenplatte - © Erbs55/pixabay.com
Bild 25 Kaffeemühle - © Artturi_Mantysaari/pixabay.com
Bild 26 Tortenspitze - © sandra_schoen/pixabay.com
Bild 27 Prinzregententorte - © pinger/pixabay.com
Bild 28 Koffein - © Alexas_Fotos/pixabay.com
Bild 29 Aschenbecher - © Linus_Picture/pixabay.com
Bild 30 Tischdecke - © evondue/pixabay.com
Bild 31 Bienenstich- © Robyn Mackenzie/pixabay.com
Bild 32 Spülmaschine - © MyImages – Micha/shutterstock.com
Bild 33 Alkohol - © MyImages – Micha/pixabay.com
Bild 34 Kaffeetasse - © chriskeller/pixabay.com
Bild 35 Käsekuchen - © congerdesign/pixabay.com
Bild 36 Kaffeetafel - © Astrid Götze-Happe_pixelio.de
Bild 37 Dosenmilch - © Hans/pixabay.com
Bild 38 Kaffeeservice - © ptra/pixabay.com
Bild 39 Geburtstagstorte - © alsen/pixabay.com
Bild 40 Tratschen - © gerald/pixabay.com
Bild 41 Zigaretten - © christels/pixabay.com
Bild 42 Zuckerdose - © kropekk_pl/pixabay.com
Bild 43 Streuselkuchen - © cocoparisienne/pixabay.com
Bild 44 Teelöffel - © Silberfuchs/pixabay.com
Bild 45 Kaffeepulver - © rudolf_langer/pixabay.com
Bild 46 Tischdekoration - © HNBS/pixabay.com
Bild 47 Tortenboden - © Gellinger/pixabay.com
Bild 48 Tortenheber - © Hans/pixabay.com
Bild 49 Marmorkuchen - © pixel1/pixabay.com
Bild 50 Blumenstrauß – © KreativeHexenkueche/pixabay.com

1. Auflage 2018
Herausgeber und Copyright©:
Nesterenko Verlag UG (haftungsbeschränkt)
Quastenhornweg 2a
14089 Berlin